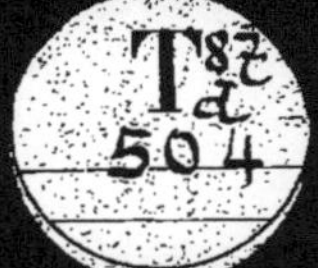

ACCIDENTS CÉRÉBRAUX

GRAVES

CONSÉCUTIFS A LA

DISPARITION RAPIDE D'UN ECZÉMA CHRONIQUE

PAR

Le D' L. BROCQ

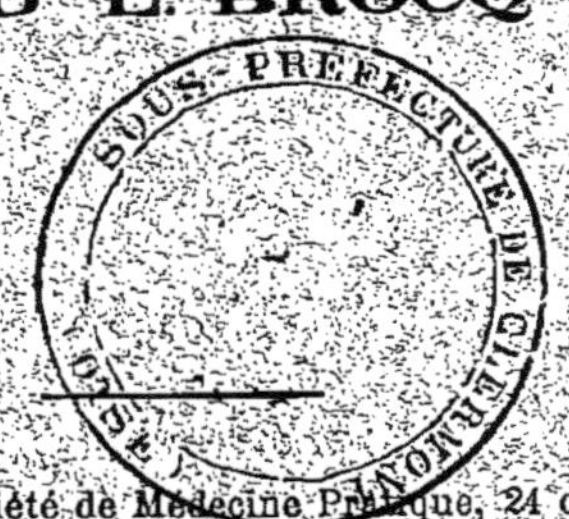

Mémoire lu à la Société de Médecine Pratique, 24 octobre 1889

PARIS

BUREAU DES PUBLICATIONS DU *Journal de Médecine de Paris*

35, BOULEVARD HAUSSMANN, 35.

—

1889

ACCIDENTS CÉRÉBRAUX

GRAVES CONSÉCUTIFS

A LA

DISPARITION RAPIDE D'UN ECZÉMA CHRONIQUE

Par le Dᵣ L. BROCQ. (1)

Dans le numéro de février 1889 du *British Journal of Dermatology*, j'ai fait paraître un article sur les accidents qui peuvent suivre la suppression d'une éruption eczémateuse chronique. J'ai eu le regret de voir tout récemment au Congrès de dermatologie, à propos d'une communication de mon excellent collègue et ami, M. le Dᵣ Gaucher, sur les métastases de l'eczéma, que mon travail était resté totalement inconnu en France. Je crois donc utile de vous en communiquer la partie la plus nouvelle, celle qui a trait aux accidents cérébraux graves qui peuvent se développer à la suite de la suppression brusque d'un eczéma chronique.

Il est de notion vulgaire que beaucoup de médecins respectaient autrefois les lésions eczémateuses et les laissaient évoluer à leur guise ; ils agissaient ainsi parce qu'ils étaient convaincus qu'en les faisant disparaître trop rapidement ils pouvaient déterminer l'apparition de complications viscérales, mais surtout, il faut bien l'avouer, parce qu'ils ne savaient pas les soigner. Ces notions de l'ancienne médecine sont encore ancrées dans l'esprit de beaucoup de vieux praticiens, elles sont tombées dans le domaine public, et l'on trouve, en France du moins, beaucoup de personnes qui ne veulent pas essayer de faire rentrer leur eczéma.

Depuis les recherches modernes, et surtout depuis la vulgarisation des travaux de l'école de Vienne, une autre notion a pénétré dans les esprits médicaux, et il n'est, pour ainsi dire, pas de jeune médecin instruit qui ne soit convaincu, à l'heure actuelle, que l'on doit toujours et dans tous les cas soigner les éruptions eczémateuses, qu'on ne peut causer aucun dommage au malade en les faisant

(1) Mémoire lu à la Société de médecine pratique, 24 octobre 1889.

disparaître, et que, d'ailleurs, le traitement agit avec assez de lenteur dans ces affections rebelles pour que l'on n'ait rien à redouter. Pour eux, déclarer que l'on ne veut pas soigner un eczémateux, c'est déclarer qu'on ne sait pas le soigner.

Je ne crois pas que l'on doive accepter cette dernière opinion comme absolument vraie. Elle s'applique à l'immense majorité des cas ; mais j'estime qu'il est des circonstances, fort rares d'ailleurs, je m'empresse de le dire, dans lesquelles les idées anciennes sont exactes, dans lesquelles la disparition d'un eczéma peut être suivie d'accidents viscéraux des plus graves.

Il est fréquent de voir chez les goutteux et les rhumatisants atteints d'eczéma chronique, se produire des manifestations articulaires et surtout des poussées congestives du côté des poumons, parfois du côté de l'estomac, du tube digestif, du foie, des reins, lorsque leur eczéma chronique disparaît ou tend brusquement à disparaître. Ces faits ont été connus de tout temps, et, pour ne parler que des auteurs français, Trousseau, Lailler et Rendu, Vidal, E. Besnier, Deligny, Merklen, Thibierge, etc., en ont déjà publié des exemples. J'en ai, pour ma part, vu plusieurs cas. Quelques dermatologistes savent, de plus, qu'il peut survenir aussi dans les mêmes circonstances des congestions cérébrales. Ces derniers accidents sont beaucoup plus rares et beaucoup moins connus : nous venons d'en observer un des plus nets, et c'est lui que nous vous demandons la permission de vous relater, afin d'attirer l'attention des praticiens sur ce point particulier.

M. X..., âgé de 50 ans, issu de parents rhumatisants, de constitution vigoureuse, n'a jamais eu de maladies graves. Depuis l'âge de 18 ans jusqu'à l'âge de 44 ans, il a été sujet à avoir fréquemment des accès d'asthme fort intenses et des névralgies frontales et occipitales. Il fume beaucoup, et a une tendance marquée à la mélancolie.

Depuis l'âge de 44 ans (1882), il a vu survenir aux parties génitales et à l'anus une éruption d'eczéma très prurigineux, avec des poussées inflammatoires assez fréquentes, et qui, depuis cette époque, a toujours persisté.

L'apparition de cet eczéma a coïncidé avec la disparition complète des accès d'asthme ; le malade m'a souvent répété, pendant le cours de ces six dernières années, qu'il se garderait bien de guérir son eczéma, de peur de faire revenir ses accès d'étouffement. Cependant, pour tâcher de modérer les démangeaisons qui étaient fort vives et causaient parfois de l'insomnie, je lui avais conseillé, dans ces deux dernières années, de faire de temps en temps des lotions phéniquées, de se saupoudrer avec un mélange d'oxyde de zinc pulvérisé, de sous-nitrate de bismuth pulvérisé et de poudre de talc, et de suivre un régime assez sévère.

Depuis 1886, M. X... avait vu sa mélancolie augmenter; son état morbide s'était compliqué de troubles vésicaux; de dysurie, parfois même de strangurie. Enfin, il avait de temps en temps des névralgies occipitales et frontales qui duraient un jour et demi ou deux jours environ, comme avant 1882.

En mai 1888, l'eczéma des parties génitales augmente et devient tellement prurigineux que le malade se décide à se laisser examiner pour la première fois.

Je constate que le scrotum tout entier, le périnée, le pourtour de l'anus, la rainure interfessière, et les parties voisines des cuisses et des fesses sont occupées par une éruption eczémateuse suintante, avec rougeur intense et épaississement du derme, fissures et excoriations profondes consécutives au grattage. Je conseille : 1º des lotions avec de l'eau de têtes de camomille additionnée d'abord d'eau blanche, puis, dès qu'il pourra les supporter, des lotions avec une solution phéniquée au 150ᵉ, puis au 100ᵉ ; 2º une pommade renfermant 3 gr. d'oxyde de zinc, 25 centigr. de chlorhydrate de cocaïne et de chlorhydrate de morphine et 25 grammes de vaseline ; 3º par-dessus la pommade, je prescris de poudrer avec une poudre composée de sous-nitrate de bismuth pulvérisé pur, oxyde de zinc pulvérisé ââ 10 gram., talc pulvérisé 50 gram. ; 4º le malade doit ensuite recouvrir toutes les surfaces malades avec de la toile fine et usée, de façon à ne permettre aucun frottement irritant, et maintenir le tout en place avec un caleçon de bain. Au bout de trois jours, l'amélioration est telle que je peux remplacer dans la pommade la cocaïne et la morphine par 50 centigr. d'acide phénique.

Les démangeaisons disparaissent presque immédiatement; le malade s'en trouve tellement heureux que, malgré mes recommandations, il continue à se soigner, et en quelques jours (fin mai 1888) la lésion eczémateuse disparaît.

A cette époque, M. X... part pour Capvern, afin de soigner ses troubles vésicaux. Dès son arrivée dans cette ville, il est pris de douleurs névralgiques occipitales atroces qui s'exaspèrent à certains moments de la journée, surtout le matin, mais qui sont continuelles. Il reste pendant 21 jours à Capvern, allant de mal en pis. Le 22 juin, il part de Capvern, et, après un long voyage en chemin de fer, par une chaleur torride, il arrive à Paris.

Je le trouve complètement changé. Il est amaigri, fatigué; il a la démarche chancelante, une certaine tendance au recul, de l'émission involontaire des urines, de la perte des réflexes rotuliens, de la diplopie, des douleurs névralgiques occipitales intolérables, et déjà un certain trouble de la mémoire et des idées.

Fort inquiet, je prie un des amis intimes du malade, M. le Dr Rigal, de vouloir bien l'examiner ; il conclut à la possibilité d'une tumeur cérébrale, et les antécédents bien connus de M. X... lui permettent d'affirmer qu'elle n'est pas syphilitique. Comme médication, nous essayons pendant trois semaines la quinine à hautes doses, l'aconitine, l'antipyrine, le bromure, puis l'iodure de potassium : aucune de ces substances ne produit la moindre amélioration. Au contraire, le malade s'affaiblit de jour en jour avec d'autant plus de rapidité qu'il a des nausées continuelles et qu'il refuse de prendre de la nourriture. Le 5 août 1888, son état est déplorable : il ne peut pour ainsi dire plus se tenir debout ; il chancelle comme un homme ivre ; parfois il tombe en arrière comme une masse ; il a une tendance marquée au recul ; il perd continuellement ses urines sans s'en apercevoir et a une constipation opiniâtre ; il a un peu d'inégalité pupillaire, des troubles tellement marqués de la vision qu'il ne peut plus se conduire. La langue est agitée de trémulations, l'amaigrissement est extrême, les réflexes abolis, mais la sensibilité normale : la mémoire est perdue. Le malade est dans un état de délire continuel et ne reconnaît même plus les personnes de son entourage. Son intelligence ne reprend un peu de lucidité que lorsqu'il est dans la position horizontale, qu'il garde d'ailleurs presque tout le temps, car il est dans un état de somnolence à peu près continuel, dont il ne sort que pour se plaindre de douleurs occipitales.

J'appelle alors en consultation M. le Dr G. Ballet, qui déclare que les symptômes présentés par le malade ne répondent à aucun type morbide bien défini, que l'hypothèse la plus plausible que l'on peut formuler est celle de tumeur vers la base du cerveau ou mieux vers le cervelet, mais qu'il regarde l'état comme des plus graves et la mort comme fatale et prochaine. Il se considère comme désarmé en présence d'une affection aussi sérieuse et aussi obscure.

Cependant, le 25 août, après l'avoir plusieurs fois examiné et tenant grand compte de la remarque que je lui fais que tous ces phénomènes se sont développés à la suite de la disparition de l'eczéma, le Dr G. Ballet me propose de le traiter par les révulsifs : depuis un mois déjà, nous l'avons mis aux toniques et à l'alimentation forcée et nous avons ainsi un peu enrayé la marche croissante de l'affaiblissement.

Nous lui mettons d'abord à la nuque un vésicatoire que nous faisons panser avec une pommade au garou. L'effet est immédiat : dès le lendemain, le malade est mieux : l'intelligence est un peu plus

nette, les douleurs occipitales moins vives. Cette amélioration continue pendant les six jours que le vésicatoire suppure. Puis l'état
demeure stationnaire. Nous appliquons alors un deuxième vésicatoire que nous pansons avec une pommade à la cantharide ; il se
produit une violente inflammation eczématiforme sur les régions
voisines, et quelques démangeaisons reparaissent aux parties. Dès
lors, l'amélioration marche avec la plus grande rapidité. Le deuxième vésicatoire ayant séché, nous essayons de lui mettre des
pointes de feu à la nuque : elles sont mal tolérées et ne produisent
pas d'effet utile notable. Nous nous décidons alors à lui poser un
cautère à la nuque avec de la pâte de Vienne. Pendant les huit pre-
miers jours du cautère, le malade ressent encore quelques douleurs
occipitales, mais dès que l'eschare s'est détachée et que la suppura-
tion s'est établie, elles tendent à diminuer. Sur ces entrefaites, l'eczéma des parties génitales a reparu. Vers le 15 octobre 1888, il reprend une certaine intensité : les démangeaisons sont vives ; le
malade en éprouve même sur les cuisses et sur les fesses. C'est surtout à partir de cette époque que tous les symptômes cérébraux se
dissipent : le malade a maintenant (23 octobre 1889) repris depuis
onze mois toute sa lucidité d'intelligence, toute sa mémoire, mais il
ne se souvient nullement de ce qui s'est passé depuis le 21 juin
jusqu'à la fin de septembre ; il y a là, suivant son expression, un
trou dans son existence. La marche est ferme et assurée ; il peut
faire de longues courses sans fatigue. Il a repris son embonpoint, ses
réflexes ont reparu ; il n'y a plus de troubles de la vision ; il ne
perd plus ses urines et n'a plus de névralgies. Bref, son état de
santé est parfait ; mais il a son eczéma et se gratte plus que jamais.

Certes, il est bien difficile d'interpréter cette observation d'une manière satisfaisante, de dire si le malade a eu et a encore une lésion
cérébrale autour de laquelle se seraient produits des phénomènes
congestifs, ou bien s'il n'y a jamais eu chez lui ni tumeur ni affection cérébrale définie. Mais il n'en est pas moins vrai qu'il y a là
un fait clinique incontestable qui peut se résumer de la manière
suivante : la suppression rapide d'un eczéma chronique prurigineux
et suintant, datant de plusieurs années chez un ancien asthmatique,
mélancolique, souffrant de névralgies occipitales et temporales, a
été suivie de l'apparition de phénomènes morbides cérébraux des
plus graves mettant en danger l'existence même du malade,
phénomènes qui ont duré plusieurs mois, et qui ont totalement dis-
paru dès qu'on a eu créé un exutoire à la nuque sous forme de
vésicatoires et de cautère, et surtout dès que l'eczéma prurigineux
des parties génitales a reparu.

Je n'ai pas d'ailleurs la prétention de publier un fait absolument nouveau : ainsi que je le disais plus haut, certains dermatologistes français n'ignorent pas que la disparition brusque d'un eczéma chronique peut, chez quelques sujets prédisposés, donner lieu à des congestions cérébrales. Dans une de ses conférences cliniques de l'hôpital Saint-Louis, le 10 décembre 1887, M. le Dr E. Besnier disait qu'il avait vu des affections cérébrales graves se produire après la guérison de l'eczéma. Mais ces accidents ne sont pas suffisamment connus ; ils n'ont jamais encore, à notre connaissance, été l'objet d'un travail d'ensemble, aussi m'a-t-il paru indispensable de publier la relation complète du fait qui précède.

Il ne faudrait pas croire que nous attribuons dans ces cas une influence particulière et comme mystérieuse à l'eczéma : tous ces accidents peuvent être considérés comme des localisations diverses d'une seule et même constitution morbide : l'arthritisme. Mais ce sont là des idées théoriques que, pour le moment, nous ne voulons pas discuter à fond.

Ce qui est certain, c'est que les exemples cliniques abondent pour prouver la réalité de l'action substitutive de l'eczéma chez les sujets prédisposés par leur constitution à certaines déterminations viscérales. L'eczéma agit alors comme révulsif, comme dérivatif, comme une sorte d'émonctoire. Il peut être la seule expression morbide d'une diathèse, et, si on le supprime ou s'il disparaît spontanément, cette diathèse se manifeste par d'autres déterminations. L'observation qui précède prouve avec la dernière évidence la réalité de ces propositions. Nous y voyons, en effet, un asthmatique ne plus avoir d'asthme dès qu'il a son eczéma aux parties génitales : c'est une substitution d'une manifestation diathésique à une autre manifestation diathésique, une sorte de dérivation faite vers un autre point de l'économie. Plus tard, le même fait s'est produit lorsque les accidents cérébraux ont suivi la disparition de l'eczéma. Enfin, contre les accidents cérébraux, les vésicatoires, le cautère et l'eczéma prurigineux ont agi comme révulsifs violents d'abord, puis comme dérivatifs et peu à peu le suintement du cautère et l'eczéma se sont complètement substitués aux manifestations cérébrales.

Je me crois donc autorisé à poser les conclusions suivantes :

1° Un eczéma chronique peut remplacer chez un malade toutes les autres manifestations morbides auxquelles sa constitution l'expose ; et, s'il vient à disparaître, on peut voir se produire une ou plusieurs de ces autres manifestations morbides en un point quelconque de l'organisme : ce sont là des phénomènes d'alternance que l'on pourrait appeler de substitution.

2° Ces manifestations morbides peuvent revêtir une gravité

réelle et menacer même la vie du malade, en particulier quand elles se font du côté des centres nerveux ou du côté des poumons.

3° Il faut, dans ces cas, agir immédiatement par des révulsifs cutanés et tâcher de rappeler la dermatose, car, dès qu'elle a reparu, on voit céder les accidents viscéraux.

4° Chez les rhumatisants, les goutteux, les emphysémateux, les asthmatiques, etc..., atteints d'eczéma en activité, la cessation brusque des phénomènes cutanés peut coïncider avec une poussée congestive du côté des organes internes malades, et cette poussée congestive cesse dès que la dermatose reprend son intensité première : ce sont là des phénomènes d'alternance que l'on pourrait appeler de révulsion.

Quelles conséquences pratiques peut-on tirer de ce que nous venons d'établir ?

Évidemment, il ne peut être question de ne jamais soigner les eczémas chroniques. On doit, au contraire, toujours les traiter, ou du moins essayer de les traiter. Il est malheureusement trop certain que, dans la grande majorité des cas, les médications instituées n'arriveront pas à faire disparaître trop vite la dermatose, et l'on ne doit pas abriter son impuissance derrière des idées théoriques trop absolues.

Mais, lorsqu'il s'agit d'arthritiques invétérés, de rhumatisants, de goutteux, d'emphysémateux, d'asthmatiques, de personnes sujettes à des bronchites chroniques, à des névralgies, à des accès de mélancolie, à d'autres manifestations viscérales, telles que le mal de Bright, les dyspepsies, etc..., on ne doit soigner les manifestations cutanées qu'avec la plus grande prudence et cesser tout traitement dès qu'il se produit le moindre accident sérieux du côté des viscères. On peut ainsi, en instituant un traitement interne approprié, améliorer peu à peu ces malades et leur rendre la vie tolérable.

S'il s'agit d'un eczéma chronique, n'ayant que peu d'intensité, ne causant que peu de gêne et dont l'apparition au podex, aux jambes ou aux plis articulaires a coïncidé avec la disparition de névralgies, de fluxions articulaires, d'accès de goutte, d'accès d'asthme, de bronchites, etc..., tant que cet eczéma reste limité, qu'il ne s'enflamme ni ne suinte pas trop, qu'il ne cause pas de démangeaisons intolérables, peut-être sera-t-il prudent de le surveiller, de le calmer de temps en temps, mais de ne pas s'efforcer de le faire disparaître. C'est une conduite que l'on doit surtout suivre dans le cas où la disparition de cet eczéma s'est déjà accompagnée d'accidents viscéraux graves, comme chez le malade qui fait le sujet de notre observation.

D'autre part, ce cas nous apprend que, lorsqu'on se trouve en présence d'accidents cérébraux ou d'autres accidents viscéraux à forme un peu insolite, il faut s'enquérir avec soin des antécédents du malade et si, par hasard, ces phénomènes morbides se sont développés après la disparition d'une dermatose, il ne faut pas porter de pronostic trop sombre, et l'on doit, avant toutes choses, agir aussi énergiquement que possible par les révulsifs qui peuvent donner dans ces cas des résultats inespérés : si alors la dermatose se reproduit amenant la disparition des troubles internes, il est désormais prudent de la respecter.

Clermont (Oise). — Imprimerie DAIX Frères.